Pardhu Thottempudi

Nova abordagem para a deteção de objectos em vídeos de vigilância

Pardhu Thottempudi

Nova abordagem para a deteção de objectos em vídeos de vigilância

ScienciaScripts

Imprint

Any brand names and product names mentioned in this book are subject to trademark, brand or patent protection and are trademarks or registered trademarks of their respective holders. The use of brand names, product names, common names, trade names, product descriptions etc. even without a particular marking in this work is in no way to be construed to mean that such names may be regarded as unrestricted in respect of trademark and brand protection legislation and could thus be used by anyone.

Cover image: www.ingimage.com

This book is a translation from the original published under ISBN 978-620-2-09261-6.

Publisher:
Sciencia Scripts
is a trademark of
Dodo Books Indian Ocean Ltd. and OmniScriptum S.R.L publishing group

120 High Road, East Finchley, London, N2 9ED, United Kingdom
Str. Armeneasca 28/1, office 1, Chisinau MD-2012, Republic of Moldova, Europe
Printed at: see last page
ISBN: 978-620-8-05148-8

ÍNDICE DE CONTEÚDOS

PERFIL DO AUTOR

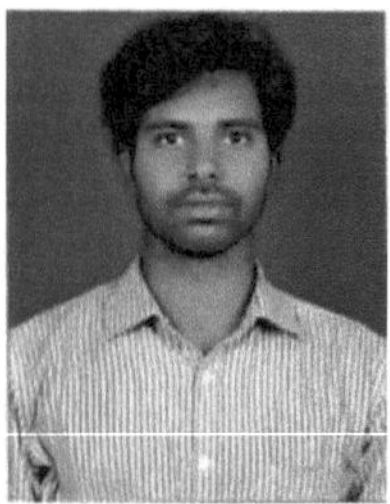

PardhuThottempudi tornou-se Membro (M) do IEEE em 2015. Pardhu nasceu na aldeia de Luxettipet, no distrito de Adilabad, no estado de Telangana, na Índia. Concluiu o bacharelato B.Tech em Engenharia Eletrónica e de Comunicações em 2011 no MLR Institute of Technology, Hyderabad, Índia. Concluiu o mestrado M.Tech em sistemas incorporados na Universidade de Vignan, Vadlamudi, em 2013. Está a estudar o seu doutoramento na Universidade VIT, Vellore, Tamil Nadu. As suas principais áreas de interesse incluem o processamento de sinais digitais, comunicações RADAR, sistemas integrados, implementação de processamento de sinais em aplicações em FPGA.

Trabalha como Professor Assistente do Departamento de Engenharia Eletrónica e de Comunicações no MLR Institute of Technology, Hyderabad, Índia, desde 2016. Anteriormente, trabalhou como professor assistente no Brilliant Group of Technical Institutions, Hyderabad, Marri Laxman Reddy Institute of Technology & management, Índia. Também trabalhou como estagiário de projeto no Centro de Investigação Imarat, Hyderabad. Publicou 29 artigos de investigação sobre VLSI, Processamento de Imagem, Antenas, Processamento de Sinal, Comunicações RADAR em revistas internacionais de renome e várias conferências do IEEE.

Pardhu Thottempudi é membro vitalício da ISTE e membro associado da IETE desde 2015. Registou uma patente sobre "Design of Compressor using Full Adder Circuit". É membro da Sociedade de Processamento de Sinais do IEEE e da Sociedade de Eletrónica Industrial do IEEE.

Dedicado aos meus pais, irmão, esposa, professores e amigos

Resumo

Nesta tese, foi proposto um novo esquema para a deteção de objectos em cenas de fundo complexo. Os vídeos de entrada utilizados têm fundos fixos e câmaras estáticas. Inicialmente, a mediana de alguns fotogramas é avaliada para obter uma estimativa adequada do fundo. A subtração do fundo com base em limiares locais é feita para extrair objectos da sequência de vídeo. Durante mudanças súbitas de iluminação, a análise do fluxo ótico é utilizada para a segmentação do movimento. O modelo de espaço de cor Hue Saturation Value (HSV) é utilizado para a supressão de sombras.

Palavras-chave: Espaço de cor HSV, fluxo ótico, deteção de objectos, supressão de sombras.

Capítulo 1

Introdução

Na atual geração de tecnologias em rápido desenvolvimento, o multimédia penetrou profundamente em todos os domínios da vida. A rotina diária de cada um tem múltiplos encontros com serviços multimédia. Uma das principais razões para o súbito aumento dos componentes multimédia é a diminuição do custo de aparelhos tecnológicos como câmaras e computadores. As câmaras evoluíram rapidamente ao longo do século. O custo dos sensores de imagem diminuiu drasticamente, dando origem a uma abundância de dispositivos de imagem. Isto resultou numa enorme acumulação de dados sob a forma de imagens e clips de vídeo. A extração de informações relevantes deste conteúdo multimédia era extremamente importante. Esta necessidade levou ao desenvolvimento de algoritmos de deteção de objectos. Os métodos de deteção de objectos desempenham um papel vital no domínio da vigilância. A deteção e o seguimento precisos de objectos conduziram a tarefas cognitivas mais elevadas, como a classificação de eventos. O seguimento de objectos inclui dois procedimentos quase relacionados: a deteção de objectos seguida do processo de seguimento dos objectos detectados. O seguimento de objectos consiste basicamente em estimar a posição do objeto utilizando informações anteriores sobre o seu movimento. Os algoritmos de seguimento de objectos ganharam bastante popularidade devido às câmaras baratas mas de alta qualidade e à procura crescente de análise automática de vídeo. O sistema de vigilância é o método sistemático de monitorização de comportamentos, acções ou outras informações variáveis. Idealmente, o sistema de deteção de objectos deve ter um fundo estático e uniforme a partir do qual o objeto pode ser extraído utilizando uma operação simples de subtração do fundo. A deteção de objectos, o seguimento de objectos e a

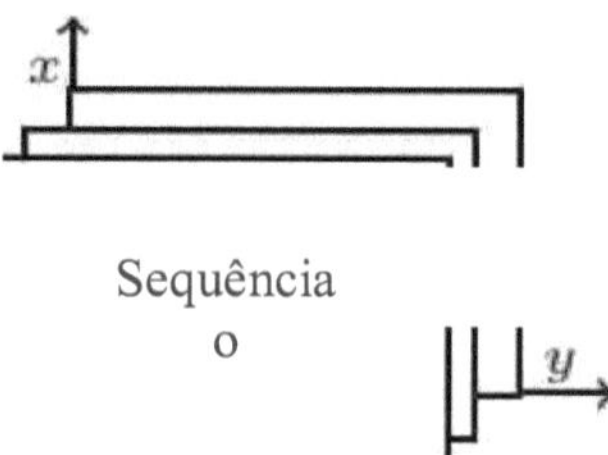

Figura 1.1: Vista da memória dos fotogramas de vídeo num computador

são três etapas fundamentais em qualquer sistema de vigilância. A análise de vídeo inclui a deteção de objectos em movimento relevantes, o seguimento do objeto correspondente de fotograma para fotograma e o estudo da imagem do histórico de movimento para estudar o seu comportamento.

Os vídeos são constituídos por sequências de imagens designadas por fotogramas. A imagem transmite apenas informações espaciais, enquanto o vídeo contém informações espaciais e temporais da cena. O processamento de videoclipes para extração de informação é designado por processamento digital de vídeo. No computador, as imagens são armazenadas como matrizes cujos valores representam os valores de intensidade das posições dos pixéis na imagem. Uma imagem pode ser definida como uma função bidimensional, $I(x,y)$, em que x e y são as coordenadas de posição, e a amplitude de I numa determinada posição é designada por nível de cinzento ou intensidade da imagem nesse ponto específico [1]. Por outras palavras, os vídeos são representados como matrizes tridimensionais com dois componentes de posição e um componente para o número de fotogramas. $R(x,y,t)$ representa o valor da escala de cinzentos do elemento da imagem na posição (x, y) no número de fotogramas t.

Neste caso, a técnica de segmentação de vídeo é utilizada para a extração de objectos. A segmentação de vídeo é um procedimento sistemático de divisão dos fotogramas em regiões temporalmente coerentes. A deteção de objectos é uma das várias aplicações práticas da segmentação de vídeo. Aqui são discutidos alguns conceitos-chave utilizados no domínio das aplicações de segmentação de vídeo.

1.0.1 Deteção de objectos

A localização da primeira aparição de um objeto num clip de vídeo é normalmente designada por deteção de objectos [2]. Pode ser efectuada utilizando um único fotograma, mas um método mais robusto consiste em obter informações de vários fotogramas. Este método reduz o número de falsas detecções. A diferenciação de fotogramas é uma forma popular de obter a informação temporal da sequência de vídeo. As regiões em mudança em fotogramas consecutivos são destacadas utilizando este método. Uma vez obtidas estas regiões, elas constituem a entrada para o módulo de seguimento de objectos para manter o registo da posição do objeto de forma eficiente em todos os fotogramas.

Existem diversas abordagens para os algoritmos de deteção de objectos. Em termos gerais, podem ser classificados nos seguintes grupos:

Detectores pontuais

Os pontos importantes nas imagens são os pontos que podem exprimir a textura nas suas regiões vizinhas numa imagem. O método utilizado para encontrar esses pontos é designado por detectores de pontos. Estes pontos devem variar com a escala e ser resistentes a alterações de iluminação. Não devem depender do ponto de vista da câmara. Os detectores mais populares são o operador de interesse Moravecs [3], o detetor de pontos de interesse Harris [4], o detetor KLT [5] e o detetor SIFT [6].

No operador Moravecs, a variação das intensidades da imagem numa grelha de 4x4 pixels é calculada para encontrar os pontos de interesse. O cálculo é feito nas direcções horizontal, vertical, diagonal e antidiagonal; depois, a menor das quatro variações é selecionada como o valor simbólico para essa janela. O critério para declarar um ponto como interessante é que a sua variação de intensidade deve ser localmente máxima numa área de 12x12.

O detetor de pontos de interesse Harris utiliza as derivadas de primeira ordem da imagem ao longo das direcções x e y para avaliar a variação dos valores ao longo de direcções específicas. Consequentemente, esta variação é codificada por uma matriz de momentos secundários que é calculada para cada pixel na pequena localidade. O determinante e o traço desta matriz são utilizados para decidir se um ponto é ou não interessante.

O método KLT (KanadeLucasTomasi) também utiliza a mesma matriz de momentos para definir o interesse de um ponto. Os valores próprios da matriz têm de ser calculados para obter os valores de confiança do ponto de interesse. O limiar deste valor de confiança é efectuado para obter o ponto de interesse relevante.

A matriz de momentos é geralmente robusta ao movimento de rotação e à mudança de localização. Embora se altere em relação a transformações afins ou projectivas. O detetor SIFT (Scale-invariant feature transform) é resistente a essas transformações. Este detetor gera um número muito maior de pontos relevantes em comparação com outras alternativas. A principal razão para tal é o facto de os pontos de interesse serem reunidos em diferentes escalas e resoluções. O SIFT é mais resistente às distorções da imagem do que outros detectores.

Subtração de fundo

Outra técnica de deteção de objectos é a subtração de fundo. A ideia é relacionar o quadro de fundo estático com o quadro de vídeo atual que contém o objeto em movimento, pixel a pixel. Isto implica o desenvolvimento inicial de um modelo de fundo. Depois, os fotogramas de entrada são comparados com o modelo para encontrar as regiões com alterações significativas. Geralmente, é aplicado um método de componentes ligados para obter regiões que não são disjuntas e que correspondem aos objectos. Este método é conhecido popularmente como subtração de fundo [2].

Segmentação

O objetivo dos métodos de segmentação de imagens é separar a imagem em áreas perceptualmente relacionadas. Estes métodos abordam duas questões: a condição para uma boa segmentação e o procedimento para obter uma boa divisão.

Este algoritmo tenta encontrar grupos no espaço coletivo espacial e de cor (l,u,v,x,y), onde (l, u, v) representa o cromatismo e (x, y) representa as coordenadas de posição [7]. Inicialmente, após a recolha da imagem de entrada, a inicialização é feita com um grande número de centros de agrupamento virtuais escolhidos arbitrariamente a partir das amostras. Depois disso, o centróide de cada grupo é deslocado para a média das amostras que são posicionadas internamente no elipsoide multidimensional centrado no centróide. O vetor de deslocamento médio é a quantidade variável caracterizada pelos centróides antigos e actuais. Este processo repete-se até que os centróides não mudem de posição. Entretanto, durante o processo, pode ocorrer a fusão de clusters. Este método é escalável para diferentes aplicações, como a deteção de bordos e a regularização de imagens. O ajuste de diversas variáveis tem de ser feito para um desempenho ótimo. As variáveis incluem a escolha das propriedades cromáticas e das larguras de banda do núcleo espacial, e o limite para o tamanho mínimo da área afecta consideravelmente a partição resultante.

Cortes de grafos: Num problema típico de partição de grafos, os vértices do grafo são divididos em N regiões disjuntas (subgrafos), limitando as ligações prioritárias do grafo. O problema da segmentação pode ser formulado de forma semelhante. Os vértices são substituídos por pixéis e o grafo é substituído por toda a imagem. O objetivo é dividir a imagem inteira em regiões disjuntas. A prioridade total das ligações limitadas entre dois subgrafos é definida como um corte. A prioridade é geralmente avaliada utilizando qualquer caraterística importante, como as caraterísticas cromáticas, a intensidade ou a relação de textura entre os nós. Um dos inconvenientes deste método é o facto de ser bastante dispendioso em termos de memória e de necessidades de cálculo. A vantagem deste esquema é o facto de exigir menos variáveis selecionadas manualmente em comparação com outras técnicas acima referidas.

Contornos activos: Neste método, a partição é feita através do desenvolvimento de um contorno limitado à extremidade do elemento, de forma a que a propriedade espacial limite firmemente a região do elemento. Um funcional de energia que determina a adequação do contorno à área do objeto virtual rege a evolução do contorno. Um ponto vital neste método é a inicialização do contorno. Um contorno é geralmente localizado externamente à área do objeto e diminuído até que o limite do objeto seja atingido numa abordagem baseada no gradiente da imagem. Nos métodos baseados em regiões, esta restrição é relaxada para que o contorno possa encolher ou expandir-se, dependendo do facto de a inicialização do contorno ser feita no interior ou no exterior. O problema com esta abordagem é que requer um conhecimento prévio do objeto. Este problema pode ser resolvido através da utilização de várias molduras ou de uma moldura indicadora na qual a inicialização pode ser efectuada sem a construção de antecedentes de região.

Classificadores supervisionados

O mecanismo de aprendizagem supervisionada envolve a aprendizagem natural de diversas percepções de objectos a partir de um conjunto de treino. Um conjunto completo de modelos tem de ser armazenado como requisito para uma aprendizagem correta. Dado um conjunto de formação adequado, estes esquemas desenvolvem um método que associa a entrada a uma saída adequada. A aprendizagem supervisionada consiste na regressão ou na classificação. A regressão é o método em que o elemento que aprende estima a atividade da função gerando um valor contínuo. Se, em vez de um valor contínuo, for gerado um rótulo, o método designa-se por classificação. O conjunto de treino contém uma combinação de caraterísticas do objeto e uma etiqueta de categoria em que ambos os valores são definidos mecanicamente. O principal critério que decide o desempenho deste método é a seleção de boas caraterísticas. Nem todas as caraterísticas dão necessariamente o melhor desempenho. O critério de seleção das caraterísticas depende do poder de discriminação da caraterística, que representa o grau de diferenciação entre uma classe e outra. Após a seleção das caraterísticas, tem de ser considerada uma abordagem de aprendizagem específica para o bom funcionamento do sistema. Existem várias abordagens de aprendizagem populares, como as redes neuronais, o reforço adaptativo, as máquinas de vectores de apoio e outras técnicas. Duas abordagens populares utilizadas no seguimento de objectos são o reforço adaptativo e as máquinas de vectores de apoio.

Reforço adaptativo (Adaptive Boosting): É um esquema repetitivo de procura de um alocador muito eficiente através da recolha de múltiplos alocadores fundamentais, que são parcialmente eficientes [8]. Durante a fase de treinamento, o primeiro passo é a construção de um arranjo introdutório de pesos sobre as amostras. Posteriormente, o método de impulso escolhe o alocador fundamental que apresenta a menor falha, em que a falha é proporcional às prioridades dos dados classificados incorretamente. Subsequentemente, os pesos relacionados com a amostra incorretamente classificada pelo alocador fundamental escolhido são aumentados. Por conseguinte, o método apoia a escolha de um repartidor alternativo que funcione melhor na amostra incorretamente classificada na repetição subsequente.

Máquinas de vectores de apoio (SVM): Este método é utilizado para classificar as amostras disponíveis em categorias binárias, procurando o hiperplano marginal máximo que separa as categorias. O espaço linear entre o hiperplano e a amostra mais próxima é designado por margem do hiperplano que é esticado. Os pontos de amostra que estão localizados na limitação da margem do hiperplano são designados por vectores de apoio. Em cenários de deteção de objectos, estas categorias correspondem às amostras positivas (classes de objectos) e às amostras negativas (classes de não objectos). A programação quadrática é utilizada para calcular o hiperplano a partir de múltiplos hiperplanos possíveis do conjunto de treino gerado manualmente. Embora o SVM seja principalmente um classificador linear, pode ser adaptado para formar um classificador não linear utilizando o truque do kernel. Este kernel projecta os dados num espaço de dimensão superior, onde os dados se tornam linearmente separáveis, mas a seleção de um kernel adequado é bastante complicada. Após a escolha de um kernel, é necessário efetuar testes exaustivos para testar o desempenho da classificação, que pode não funcionar quando são adicionadas novas observações ao conjunto de amostras.

Nesta tese, o método de subtração de fundo é utilizado devido à facilidade de cálculo e à menor necessidade de memória.

1.0.2 Fluxo ótico

Este método ajuda a representar o movimento entre dois fotogramas através da utilização de vectores de movimento. Ajudam a produzir campos de fluxo densos através do cálculo do vetor de fluxo de um elemento individual da imagem sujeito à restrição de constância de brilho [2]. A restrição de constância de brilho estabelece que o valor da escala de cinzentos de um elemento da imagem não varia muito entre dois fotogramas.

$$I(x, y, t) - I(x + dx, y + dy, t + dt) = 0 \tag{1.1}$$

Na equação acima, $I(x, y, t)$ refere-se ao valor da escala de cinzentos do pixel na localização (x, y) na imagem número t. Este cálculo do fluxo ótico é efectuado na vizinhança do pixel. Existem dois métodos populares para o cálculo do fluxo ótico, nomeadamente o método de Horn e Schunk [9] e o método de Lucas Kanade [10].

1.0.3 Modelos de espaço de cor

O objetivo de um modelo de cor é promover a caraterização das cores num método específico [1]. Essencialmente é um método de representação de uma única cor por um único ponto num subespaço específico dentro de um determinado sistema de coordenadas. Podem também ser vistos como um paradigma matemático virtual no qual as caraterísticas cromáticas são retratadas como pares numéricos. Existem vários modelos de cor populares. Na nossa tese, estamos a utilizar dois modelos populares, nomeadamente o espaço de cor Vermelho Azul Verde (RGB) e o espaço de cor Matiz Valor de Saturação (HSV).

Modelo de cor RGB

Neste modelo, cada componente de cor existe nos seus segmentos espectrais básicos de azul, verde e vermelho. O sistema de coordenadas cartesianas é a base para este modelo.

O subespaço de cor é representado pelo cubo como mostra a figura 1.2. O ciano, o magenta e o amarelo estão localizados nos três cantos, o preto está localizado na origem e o branco está localizado na diagonal oposta ao preto, onde os valores de todos os componentes da cor são máximos. As várias cores definidas por este paradigma são pontos situados na superfície do cubo ou no seu interior. A escala de cinzentos, que representa os pontos com valores iguais das três componentes, situa-se na linha que une os pontos de cor preto e branco.

Modelo de cor HSV

O modelo de espaço de cor RGB não é adequado para descrever as cores em termos de interpretação humana. O HSV é um modelo de espaço de cor mais intuitivo que representa as cores da forma como os humanos as percepcionam. H significa Hue, S significa saturação

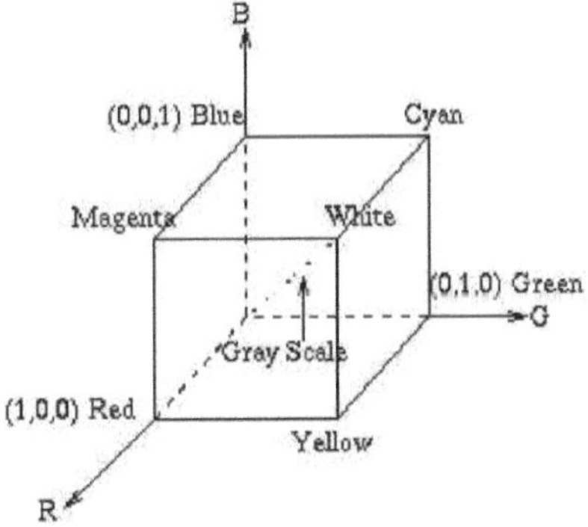

Figura 1.2: Modelo de espaço de cor RGB

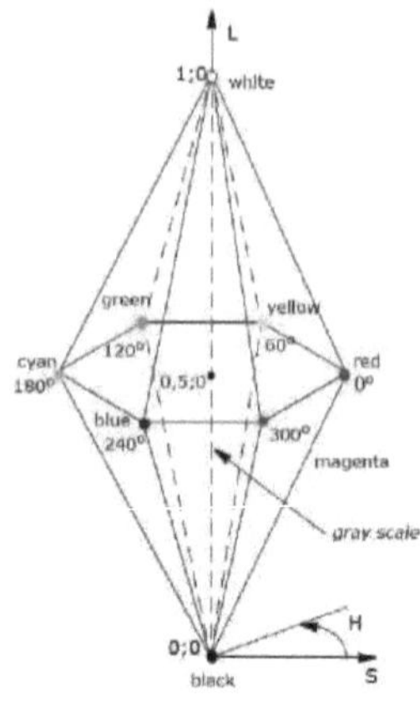

Figura 1.3: Modelo de espaço de cor HSV

e V significa Value (valor). A tonalidade representa o parâmetro cromático que representa o comprimento de onda principal numa mistura de ondas de luz [1]. Basicamente, representa a principal caraterística cromática detectada pelo olho humano. A pureza da cor é representada pelo seu valor de saturação, que reflecte a quantidade de luz branca combinada com a tonalidade. As cores totalmente saturadas são as cores do espetro puro. Valor de saturação

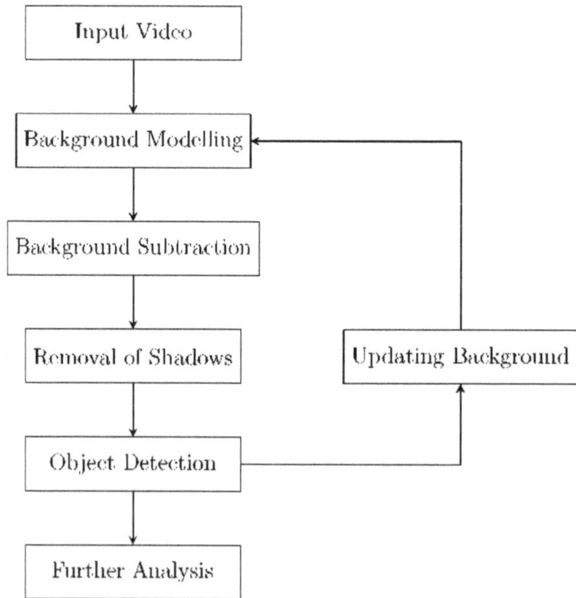

Figura 1.4: Modelo genérico de deteção

represeta a luminosidade da cor. É semelhante à quantidade de luz que sai da cor.

1.0.4 Modelo genérico de rastreio

Durante a gravação de um filme, a posição da câmara e a dinâmica da cena têm de ser seriamente consideradas para uma gravação adequada. Pode haver trepidação da câmara. O cenário pode ser estático ou dinâmico. A cena pode ser simples ou desordenada. As condições de iluminação podem ser uniformes ou mudar gradualmente. Pode haver mudanças bruscas de iluminação.
Nesta tese, os vídeos de entrada são obtidos a partir de uma posição fixa da câmara e de um fundo estático.

O critério acima mencionado torna o método de subtração de fundo adequado para a deteção de objectos no nosso caso. Inicialmente, é desenvolvido um modelo de fundo utilizando
quadros iniciais. O modelo de fundo assim modelado forma uma estimativa adequada do fundo real que existe na cena. Posteriormente, os fotogramas de entrada serão comparados com o modelo de fundo existente, pixel a pixel, para extrair os objectos em primeiro plano em movimento. Infelizmente, as sombras também são falsamente detectadas como objectos em primeiro plano. Têm de ser implementados métodos separados de supressão de sombras para obter as verdadeiras regiões de objectos em movimento. O modelo pode ser atualizado para se adaptar às alterações do cenário de fundo.

Este modelo genérico funciona em condições ideais, mas falha miseravelmente em condições reais. Os principais desafios enfrentados por este modelo são os seguintes:

- Movimento periódico de objectos de fundo, como a ondulação de folhas, o fluxo de água, as marés, as fontes, as nuvens

- Oclusão

- Alteração gradual da iluminação

- Alteração súbita da iluminação

- Sombras falsamente detectadas como objectos

- O objeto que fica parado durante algum tempo é tratado como fundo

- Se os objectos fixos forem deslocados de um local para outro, o local onde o objeto real se encontrava é falsamente detectado como objeto

- A adaptação do modelo à evolução das condições é morosa

- O brilho é por vezes tratado falsamente como objectos

1.1   Objetivo da investigação

Após um estudo aprofundado das vantagens e desvantagens do modelo genérico de rastreio, os nossos objectivos de investigação são orientados da seguinte forma:

* Desenvolvimento de um modelo robusto que possa detetar com precisão o objeto durante o movimento periódico de componentes de fundo, como o agitar de folhas, o fluxo de água ou o movimento da água numa fonte.

* Utilizando uma técnica de limiarização que suprime as sombras para extrair os objectos reais em movimento.

* Mesmo após a técnica de limiarização, é introduzido um módulo separado de supressão de sombras para tornar o modelo mais robusto a sombras fortes.

* A caraterística utilizada deve ser invariável ao movimento ou forma complicados do objeto.

* Tornar o modelo mais robusto a alterações súbitas de iluminação, explorando o movimento do objeto através de informações de fluxo ótico

1.2   Apresentação da tese

O resto da tese está organizado da seguinte forma :

Capítulo 2 : Levantamento da literatura Os levantamentos da literatura que foram feitos durante o trabalho de investigação para analisar a questão da subtração de fundo em situações difíceis são discutidos aqui. Também fornece um levantamento detalhado da literatura relacionada com a deteção de movimento, a remoção de sombras e a subtração de fundo, discutindo os métodos existentes e recentes para a deteção de objectos.

Capítulo 3: Trabalho proposto Neste capítulo, é discutido o trabalho proposto. O método de subtração de fundo baseado no limiar local pré-existente é modificado para se tornar mais resistente às sombras e às mudanças súbitas de iluminação. A segmentação do movimento utilizando a caraterística de fluxo ótico é efectuada para extrair as regiões em movimento durante a mudança súbita de iluminação. É introduzido um módulo de remoção de sombras que utiliza o espaço de cor HSV para suprimir as sombras fortes, de modo a que não sejam falsamente classificadas como objectos.

Capítulo 4: Conclusão Este capítulo apresenta as observações finais com ênfase nas realizações e limitações dos sistemas propostos. No final, são apresentadas as possibilidades de investigação futura.

Capítulo 2

Pesquisa bibliográfica

A deteção de instâncias de objectos semânticos de uma determinada classe em imagens e vídeos digitais é geralmente designada por deteção de objectos. Tem numerosas aplicações em muitas áreas vastas da visão computacional, que incluem a estimativa de pose, a recuperação de imagens e a vigilância por vídeo, etc. A deteção de objectos é feita em vídeos em que a câmara pode ser estática ou dinâmica. Se o fundo for fixo e a câmara estática, a técnica de subtração do fundo é uma técnica adequada para a deteção de objectos. Nesta abordagem, os objectos em movimento são extraídos da cena comparando a imagem atual com um modelo de fundo já construído.

Geralmente, na maioria dos esquemas, o objeto detectado é também agrupado com objectos classificados incorretamente devido à variação da iluminação, ao movimento periódico dos elementos do fundo, à oclusão e a várias outras razões. Uma das principais desvantagens destes sistemas é que as sombras são falsamente detectadas como objectos. O algoritmo pré-existente de subtração de fundo baseado na limiarização local reduziu as sombras fracas [11]. No entanto, não conseguiu remover sombras fortes que ocorriam em sequências de vídeo em que havia luz do dia. Para resolver este problema, foi introduzido no algoritmo um módulo separado de remoção de sombras que utiliza o espaço de cor HSV para suprimir as sombras. O LIBS não foi capaz de detetar objectos durante uma mudança súbita de iluminação. A maioria dos pixéis foi falsamente classificada como objectos em primeiro plano durante esse evento. Este problema foi atenuado através da extração das regiões em movimento da cena utilizando a caraterística de fluxo ótico. Parte-se do princípio de que os objectos estão constantemente em movimento durante a mudança súbita de iluminação para que possam ser detectados utilizando a segmentação por movimento. Durante o desenvolvimento do modelo de fundo, a natureza de cada pixel é decidida como estacionária ou não. Posteriormente, apenas os pixéis estacionários são considerados para a formação do modelo de fundo. No modelo de fundo, para cada localização de pixel é definido um intervalo de valores. Depois, na fase de extração de objectos, o nosso esquema utiliza um limiar local, ao contrário do limiar global utilizado nos esquemas convencionais.

Há vários esquemas existentes para a subtração de fundo. Na nossa pesquisa bibliográfica, abordámos algumas técnicas populares que são descritas a seguir.

2.1   Trabalhos relacionados

Nos primeiros tempos, os filtros eram popularmente utilizados para modelação e subtração do fundo. Koller et al. abordaram o problema do seguimento de vários carros com raciocínio de oclusão de forma semelhante [12]. Foi utilizado um localizador de contornos baseado na intensidade e no movimento dos limites. Para o efeito, foi utilizado o filtro linear de Kalman. O filtro de Kalman foi utilizado de mais do que uma forma, uma para estimar os parâmetros de movimento e outra para prever a forma do contorno do automóvel. Um dos principais aspectos da subtração e modelação do fundo é a manutenção contínua do modelo de fundo, para que este se possa adaptar aos componentes do fundo que mudam gradualmente. Toyoma et al. desenvolveram um sistema de três componentes para a manutenção do fundo [13]. Os três componentes são o componente ao nível do pixel, o componente ao nível da região e o componente ao nível do fotograma. A filtragem de Wiener foi efectuada pelo componente de nível de pixel para fazer uma estimativa probabilística do fundo esperado. O componente de região foi encarregado de preencher as áreas uniformes dos objectos em primeiro plano. As alterações bruscas e globais foram tratadas pela componente ao nível do fotograma. Os problemas que ocorrem a várias escalas são tratados por este algoritmo devido ao sistema de três componentes. A classificação preliminar de primeiro plano versus fundo é efectuada pelo processamento do primeiro componente, que tem a capacidade adicional de adaptar fundos variáveis. O processamento ao nível do pixel, que ocorre em cada pixel, é efectuado de forma independente, independentemente da informação observada nos pixels vizinhos. As relações interpixéis são consideradas no processamento a nível da região. Isto refina ainda mais a classificação efectuada ao nível do pixel, atenuando assim o problema da abertura do primeiro plano. O processamento ao nível do fotograma trata das alterações globais de iluminação que podem ser falsamente classificadas como objectos. Quando há uma alteração súbita da iluminação numa grande parte do fotograma, são trocados modelos de fundo alternativos que possam explicar o novo fundo tanto quanto possível.

Wren et al. [14] propuseram a modelação do fundo em cada posição de pixel (i, j). O cálculo da função de densidade de probabilidade gaussiana sobre os últimos n valores de pixéis constitui a base deste modelo. O método da média móvel é utilizado para evitar que o cálculo da função de densidade de probabilidade comece em cada novo fotograma. A média móvel no tempo t é calculada da seguinte forma,

$$Pt = alt + (1 - a)pt\text{-}i \tag{2.1}$$

em que I_t é o valor atual dos pixéis, $p_{t\text{-}1}$ é a média anterior e a é um peso empírico. O desvio padrão a_t, que é o outro parâmetro de uma função de densidade de probabilidade gaussiana típica, também pode ser calculado de forma semelhante. Este método tem a vantagem de ter uma baixa complexidade temporal e espacial porque, para cada pixel, apenas são armazenados dois parâmetros (média e desvio-padrão), em vez de ser necessário armazenar os n valores completos numa memória adicional. Assim, em cada fotograma, um pixel pode ser classificado como primeiro plano se a sua diferença em relação à média calculada exceder um múltiplo do desvio padrão.

Koller et al., identificou que a atualização da média tem de ser mais frequente [15]. Assim, em seu trabalho, ele modificou a equação acima para a seguinte:

$$P_t = Mp_t + (1 - M)(aI_t + (1 - a)p_{t-i})$$
(2.2)

onde a variável M pode assumir apenas dois valores: o valor zero significa a presença de fundo, caso contrário, refere-se ao primeiro plano.

Lo e Velastin [16] utilizaram uma abordagem diferente para a atualização do fundo, utilizando a mediana. O valor mediano dos últimos n fotogramas foi utilizado como modelo de fundo. O filtro de variância foi utilizado para extrair caraterísticas de objectos que eram resistentes à variação da iluminação. Cucchiara et al. explicaram que esse valor mediano fornece um paradigma de fundo adequado, apesar de os n fotogramas serem subamostrados em relação à taxa de fotogramas real por um fator de 10 [17]. Mas a principal desvantagem de uma abordagem baseada na mediana é que a sua implementação requer uma memória com a informação dos pixéis mais recentes. Trata-se de um processo de memória intensiva.

Stauffer e Grimson modelaram cada pixel através de uma mistura de Gaussianas [18]. Este método é conhecido popularmente como Gaussian Mixture Model (GMM). O método é popularmente conhecido como Modelo de Mistura Gaussiana (GMM). Foram utilizados componentes gaussianos múltiplos para incorporar diferenças estáticas no cenário de fundo. Suponhamos que o fundo tem folhas em movimento, bem como sombras durante a fase de desenvolvimento do fundo. Nesse caso, as intensidades dos pixéis de sombra seriam representadas por uma curva gaussiana, enquanto as das folhas seriam representadas por outra curva gaussiana. Quando combinadas, haverá várias Gaussianas com os seus pesos correspondentes. Aqui, cada pixel é modelado de forma diferente por uma combinação de K Gaussianas,

$$P(I_t) = \sum_{i=1}^{K} w_{i,t} \times N(I_t; p\hat{}t, 3\Pi)$$
(2.3)

Onde K varia de três a cinco.

A técnica de estimativa da densidade de Kernel foi utilizada para modelar a distribuição de fundo por Elgammal et al [19]. Este método foi utilizado no buffer com os últimos n valores de fundo para modelar a sua distribuição. O método Kernel Density Estimation garante uma versão suave e contínua do histograma [20]. A função de densidade de probabilidade de fundo é modelada como a acumulação de kernels gaussianos centrados nos n valores de fundo mais recentes,

$$P(x_t) = -\sum_{i=1}^{n} E(x_t - X_i, E_t) \tag{2.4}$$

Este método de estimativa da densidade de Kernel pode facilmente lidar com situações em que existe um pequeno movimento no fundo. Em cenas em que o fundo está desordenado e existe movimento periódico, como o abanar de folhas, o fluxo de água, etc., este algoritmo é capaz de dar bons resultados. Basicamente, este modelo prevê a probabilidade de encontrar o valor da intensidade do pixel em função do historial dos valores da escala de cinzentos do pixel. A vantagem deste modelo é a sua rápida adaptabilidade às mudanças nas cenas, o que lhe permite ser muito vulnerável na deteção de alvos em movimento. A informação sobre a cor também é utilizada por este modelo para suprimir a deteção de sombras como objectos.

Seki et al. descreveram um método baseado na crença de que os grupos de pixéis vizinhos do fundo não devem ter grandes variações num período de tempo [21]. Embora este pressuposto funcione para um fundo uniforme, não funciona em cenários em que o fundo está desordenado. A principal razão para tal é o facto de este pressuposto não ser válido para os pixels que se encontram nos limites da região.

O método de análise de componentes principais também foi utilizado para a modelação do fundo. Inicialmente, são recolhidas gradualmente algumas amostras, que depois são utilizadas para desenvolver um modelo de análise de componentes principais (PCA). O critério para decidir se um bloco de um novo quadro de vídeo é fundo ou primeiro plano depende da semelhança de distância entre o padrão de imagem e as suas reconstruções utilizando coeficientes de projeção PCA de oito blocos vizinhos. Power e Schoonees utilizaram uma técnica semelhante para a modelação do fundo [22]. O problema com a sua abordagem foi a falta de um mecanismo de atualização para adaptar os blocos ao longo do tempo. O erro de reconstrução PCA foi focado por Oliver et al. [23]. De igual modo, a análise de componentes independentes foi também utilizada para a modelação do fundo por Tsai e Lai [24]. A análise de componentes independentes foi realizada em imagens serializadas retiradas de uma sequência de treino. Após o cálculo do vetor resultante, foi feita a comparação da nova imagem com o mesmo para a extração dos objectos em primeiro plano a partir de uma imagem de fundo desenvolvida. A principal vantagem deste método era o facto de ser resistente a alterações da iluminação interior, mas era computacionalmente intensivo.

Lin et al introduziram um classificador baseado num mecanismo de dois níveis [25]. Inicialmente, o classificador determinava se o bloco da imagem de entrada atual pertencia ao primeiro ou ao segundo plano. Na segunda fase, as actualizações correspondentes por bloco foram efectuadas em função do resultado da primeira fase. Para melhorar a qualidade da solução, são utilizadas validações globais das actualizações locais para manter a coerência entre blocos.

As redes neuronais artificiais foram utilizadas por Maddalena e Petrosino para aprender os padrões de movimento através do modelo de fundo por auto-organização [26]. Este método dá bons resultados em cenas que contêm cenários complicados como fundos em movimento, camuflagem, variações graduais de iluminação. Não tem limitações de bootstrapping. As sombras também são suprimidas com sucesso por este método.

Um método simples e eficaz para a deteção de objectos foi apresentado por Haritaoglu et al. denominado modelo W4 [27]. Neste modelo, foram utilizados três valores para cada pixel, que representavam os valores de intensidade mínima e máxima. Os terceiros valores descrevem a diferença máxima de intensidade entre imagens consecutivas na sequência de treino. É utilizado um modelo estatístico de fundo para detetar os pixéis de primeiro plano. Inicialmente, é utilizado um filtro mediano para diferenciar os pixels fixos dos pixels em movimento. Posteriormente, apenas os pixéis fixos são utilizados para o desenvolvimento do modelo de fundo. No entanto, este modelo não funciona em cenas com alterações súbitas de iluminação e em cenas com sombras.

O modelo de fundo proposto por Gutchess et al. tinha várias conjecturas sobre o valor do fundo em cada pixel, que foram geradas encontrando regiões de intensidade invariável no vídeo de entrada [28]. O representante do fundo é a hipótese mais provável. O modelo W4 foi melhorado para incluir a deteção e remoção de sombras por Jacques et al [29]. A técnica de correlação cruzada normalizada foi utilizada para a remoção de sombras. Assume-se que o valor apurado dos pixels sombreados é diretamente escalável em relação à luz incidente, ou seja, os pixels sombreados são a versão escalada dos pixels relacionados no modelo de fundo, pelo que devem estar altamente correlacionados com os pixels de fundo em comparação com os pixels do objeto. Este critério é utilizado para a deteção de sombras. O rácio das intensidades dos pixéis de sombra e dos pixéis de fundo correspondentes também deve ser quase constante. Esta informação é utilizada na eliminação de sombras.

Um novo esquema de subtração de fundo com identificação de sombras foi proposto por C.R. Jung [30]. Foram utilizados estimadores robustos na fase de treino para modelar o fundo. A deteção de pixéis de primeiro plano na fase de avaliação é feita através de um teste rápido. A identificação e remoção de sombras é efectuada através de um paradigma estatístico fundido com caraterísticas geométricas estimadas. Os pixéis de primeiro plano isolados são filtrados através de operações morfológicas.

Barnich e Droogenbroeck [31] propuseram um método de subtração global do fundo, denominado ViBe, para sequências de vídeo. Neste modelo, cada pixel do fundo obtém normalmente valores das imagens anteriores no mesmo local ou no seu vizinho. Em seguida, é feita uma comparação baseada no pixel, que envolve o valor atual do pixel para verificar a sua pertença ao fundo. A modificação é feita selecionando arbitrariamente os parâmetros a substituir a partir do paradigma do fundo. Este método tem um mecanismo de atualização diferente. A ideia básica é acumular as amostras passadas e atualizar os valores das amostras sem ter em conta a informação sobre quando foram adicionadas aos modelos. A inicialização do modelo de fundo é feita a partir do primeiro quadro. Para tal, assume-se que os pixéis vizinhos têm uma distribuição temporal semelhante.

O histograma de cores difuso foi utilizado por Kim e Kim para desenvolver um método adequado de subtração de fundo para cenários de textura temporalmente variável [32]. Esta técnica baseada em agrupamento tem a qualidade de suprimir amplamente os desvios de cor desenvolvidos pelo movimento do fundo, ao mesmo tempo que continua a realçar as entidades móveis. A ideia subjacente a este paradigma é que os desvios cromáticos produzidos pelos movimentos do fundo são amplamente suprimidos de uma forma difusa. As caraterísticas locais são obtidas a partir do histograma de cores difuso. Em seguida, a construção do modelo de fundo é feita de forma fiável utilizando o cálculo da semelhança entre as caraterísticas locais do FCH com um procedimento de atualização em linha.

Uma abordagem de sobreposição bloco a bloco para a deteção de objectos em primeiro plano foi utilizada por Reddy et al. [33] Neste método, a informação sobre a textura é passada de cada bloco através de três classificadores que os classificam como fundo ou primeiro plano. É utilizado um esquema de votação probabilística ao nível do pixel para a integração dos resultados. Isto resulta na segmentação final. A presença de três classificadores torna este esquema bastante eficaz.

Em vez de utilizar um limiar global, foram definidos dois limiares para cada pixel. Se os valores dos pixels do quadro atual estiverem fora do intervalo dos limiares, o pixel é classificado como primeiro plano. O modelo utilizou algumas imagens iniciais para modelação do fundo. Nesta fase, foram recolhidos os valores dos pixels numa janela de fotogramas. Se a variação das intensidades estivesse dentro de um limiar, então o pixel era classificado como estacionário. Nesta fase, os limiares mínimo e máximo foram calculados para cada pixel estacionário. Este método foi robusto para sombras ténues e pequenos movimentos locais no fundo. A principal desvantagem deste trabalho é o facto de não conseguir lidar com sombras fortes e cenários de mudança súbita de iluminação.

Pilet et al. tentaram resolver o desafio da mudança súbita de iluminação utilizando um modelo estatístico que se baseava nos efeitos da iluminação e não nas intensidades dos pixels [34]. A principal razão subjacente a este modelo é que os efeitos da iluminação alteram geralmente regiões complexas em comparação com pixels individuais. Neste caso, o modelo estatístico de fundo é substituído pelo modelo estatístico de iluminação. Significativamente, a proporcionalidade das intensidades da imagem de fundo armazenada e da imagem atual nos canais triplos é modelada como modelo de mistura gaussiana. Este modelo relaciona a informação de que diferentes regiões das cenas podem ser afectadas de diversas formas. Este GMM é incorporado numa estrutura probabilística. Desta forma, são tidas em consideração as pistas de textura, cor e iluminação de fundo. A lógica fundamental por detrás deste método é que, partindo do pressuposto de um fundo estático, as variações nas intensidades dos pixéis não oclusos ocorrem devido a efeitos de iluminação global. As alterações são localizadas ao longo de todo o fotograma. Normalmente, as regiões completas da imagem são afectadas em comparação com os pixels individuais. Por conseguinte, podem ser modeladas utilizando GMMs com menos componentes. O número de componentes utilizados neste método é dois. Os histogramas de correlação e a quantidade de textura são treinados previamente, para que a informação relacionada com a iluminação, a cor e as pistas de textura possam ser utilizadas. A cor dos pixels dos objectos oclusos também é modelada como uma mistura de distribuição gaussiana e uniforme. A correlação entre as manchas de imagem no modelo e a imagem de entrada é utilizada para decidir se os pixéis estão ou não ocluídos. Isto é feito porque as alterações de iluminação preservam a informação de textura, enquanto a oclusão a altera radicalmente. Assume-se a independência dos pixéis para reduzir a intensidade do cálculo. Cada pixel tem cinco caraterísticas, nomeadamente valores de vermelho, verde e azul e valores normalizados de correlação cruzada e de textura. Este método é resistente às alterações de iluminação e às sombras.

Um algoritmo alternativo tentou resolver o desafio da mudança súbita de iluminação desenvolvendo um modelo de mudança de iluminação, um modelo de diferença de cromaticidade e um modelo de rácio de brilho [35]. Este esquema foi proposto por Choi et al. É desenvolvido um modelo de diferença de cromaticidade e um modelo de rácio de brilho que estima a diferença de intensidade e o rácio de intensidade dos falsos pixéis em primeiro plano. O modelo de alteração da iluminação constitui a base para estes modelos. Também não necessitam de formação off-line sobre a mudança de iluminação. O modelo de alteração da iluminação baseia-se no modelo de sombreamento de Phong. A distribuição da probabilidade de falsos pixéis de primeiro plano é estimada pelo modelo de diferença de cromaticidade. Subsequentemente, os pixels de primeiro plano obtidos pelo GMM são separados em pixels de objectos em movimento e pixels de falso primeiro plano candidatos. No entanto, estes candidatos a falsos pixels de primeiro plano têm a possibilidade de incluir pixels de objectos em movimento que podem ter uma diferença de cromaticidade nula. A filtragem adicional pelo modelo de relação de brilho ajuda a eliminar estes pixéis irrelevantes. Por fim, os pixels de objectos em movimento reais são extraídos por cascata dos dois processos para remover os pixels de falso primeiro plano que surgem devido a uma mudança súbita de iluminação.

Outro esquema novo baseado no modelo de livro de códigos foi proposto por Kim et al. [36] Neste método, os valores das amostras de fundo são quantizados em livros de códigos. Estes livros de códigos representam uma forma comprimida do modelo de fundo para uma sequência de imagens longas. A variação estrutural do fundo devido ao movimento periódico é captada por este livro de códigos durante um longo período de tempo com memória limitada. É criado um livro de códigos para cada pixel utilizando uma ou mais palavras de código. O agrupamento das amostras em cada pixel é efectuado com base numa métrica de distorção da cor, juntamente com limites de luminosidade. As amostras são agrupadas num conjunto de palavras de código. Assim, os conjuntos formados não representam uma distribuição gaussiana única ou outra distribuição paramétrica. Pode haver várias palavras de código para um pixel, mesmo que esse pixel tenha uma distribuição normal. A codificação do fundo é efectuada pixel a pixel. A imagem atual é comparada com o modelo de fundo em termos de diferenças de cor e brilho para deteção. Um pixel de entrada é classificado como fundo com base em duas condições. Em primeiro lugar, a distorção da cor em relação a uma palavra de código é inferior ao limiar de deteção. Em segundo lugar, o seu brilho não excede o intervalo de brilho dessa palavra de código. Mesmo que satisfaça apenas um único critério, é classificado como pixel de primeiro plano. A principal lógica subjacente é que os valores do pixel de fundo se situam na mesma linha que o eixo principal da palavra de código, juntamente com os limites mínimo e máximo de brilho, uma vez que a diferença se deve principalmente ao brilho.

Vosters et al. combinaram o eigenbackground e o modelo estatístico de iluminação para resolver o problema da mudança súbita de iluminação [37]. O eigenbackground é utilizado para reconstruir a imagem de fundo. A melhoria da segmentação do primeiro plano é efectuada através do modelo de iluminação estatística. A deteção de pixels de fundo fiáveis é feita através de um modelo de verosimilhança espacial em linha. Na fase de treino, o modelo de fundo próprio é treinado a partir de uma sequência de treino que contém os cenários difíceis de mudança súbita de iluminação do fundo com uma câmara imóvel. A reconstrução de cada imagem de entrada é efectuada para criar a imagem de fundo correspondente através deste modo de operação. O método seguinte tem a vantagem de reagir às alterações do fundo, o que inclui alterações súbitas da luz local e global e fundos dinâmicos. Uma desvantagem deste método é que não pode aprender as sombras criadas pelos objectos em primeiro plano, porque nos quadros de treino os objectos não estão presentes. Este problema é resolvido através da utilização de um método de iluminação estatística que modela as restantes variações do fundo causadas pelas sombras e realces dos objectos em primeiro plano. Aqui é utilizado um modelo de verosimilhança espacial em linha em comparação com o modelo de verosimilhança espacial pré-aprendido, que é atualizado através da deteção fiável de pixels de fundo. Neste caso, parte-se do princípio de que a sequência de imagens de treino não contém objectos em primeiro plano, para que mais tarde não causem erros na fase de reconstrução do fundo.

É preferível utilizar um método de verosimilhança espacial em linha porque o método pré-aprendido é incapaz de se adaptar a novos cenários e pode falhar completamente durante mudanças drásticas de iluminação. Estes pixels ajudam a atualizar a distribuição do fundo. Para a deteção de pixéis de fundo fiáveis, parte-se do princípio de que a ordem dos pixéis nas zonas texturadas não será perturbada durante fortes distorções fotométricas. A comparação do sinal da diferença de pixéis numa localidade é efectuada como medida de preservação da ordem. A correlação cruzada normalizada é utilizada como medida de textura. São utilizadas tabelas de imagens integrais para o cálculo eficiente dos valores de correlação cruzada normalizada. Este método tem um desempenho muito bom na maioria dos cenários difíceis. A principal desvantagem é que os objectos de fundo movidos são tratados como objectos de primeiro plano para sempre, o que ocorre porque o modelo de fundo eigenspace não incorpora a nova localização do objeto. Isto resulta em erros de reconstrução. Outro problema ocorre quando existem grandes objectos em primeiro plano nos fotogramas de entrada. A segmentação imprecisa ocorre devido aos erros de degradação que se espalham por todo o fundo reconstruído.

Calderara et al. propuseram um outro esquema de modelação do fundo para cenas complexas [38]. Neste algoritmo, a inicialização do fundo, a supressão de sombras, a remoção de fantasmas e a atualização selectiva do modelo de fundo são tratadas através de técnicas adequadas. A estimativa do fundo é efectuada a partir de alguns fotogramas iniciais da sequência de vídeo de entrada, sendo este procedimento designado por supressão do fundo. Uma tarefa crítica para um bom modelo de fundo é o seu desenvolvimento no processo de bootstrapping. Esta fase é a fase inicial em que é efectuada a supressão do fundo. Geralmente, os esquemas convencionais de modelação de fundo assumem que, durante os quadros de treino iniciais da sequência de vídeo de entrada, não existe qualquer objeto em primeiro plano. Mas esta suposição pode não ser verdadeira em cenários reais, como a vigilância do tráfego. Este método tem em conta esses cenários. É capaz de extrair a estimativa de fundo dos quadros iniciais que podem conter o objeto em movimento. Esta estimativa de fundo é posteriormente utilizada para o desenvolvimento do modelo de fundo. Para tal, a imagem é dividida em blocos e, em seguida, é calculado o movimento entre os blocos correspondentes ao longo dos fotogramas. Se o movimento do bloco for inferior a um limiar, então o bloco é declarado estacionário. Este processo é repetido até que todos os blocos sejam declarados estacionários. O valor mediano é utilizado para a atualização do fundo. Este método é preferível à média, porque o valor médio é muito suscetível ao ruído e à variação da iluminação local. Os valores dos pixels são recolhidos ao longo do tempo através de um buffer circular. Os valores actuais da estimativa de fundo são também adicionados à memória intermédia. A mediana dos valores acumulados forma o modelo de fundo atual. Os objectos em primeiro plano são extraídos utilizando o método de diferença de fotogramas entre os fotogramas actuais e o modelo de fundo atual. Para cada pixel, são definidos dois limiares. Um limiar mínimo para filtrar os pixéis ruidosos extraídos devido a pequenas variações de intensidade. Um limiar elevado é utilizado para identificar os pixéis com grande variação de intensidade. A atualização selectiva do fundo é implementada pelos pixels de fundo extraídos pelo método de subtração do fundo. A supressão de fantasmas também é efectuada por este esquema. Isto acontece porque a seletividade é realizada em objectos em movimento detectados, em vez de se raciocinar em pontos em movimento individuais. A deteção de sombras é efectuada utilizando o espaço de cor HSV. Parte-se do princípio de que as sombras escurecem o fundo subjacente, mas não alteram necessariamente a sua cor. Por outras palavras, a informação sobre a tonalidade é restaurada, enquanto que apenas a intensidade é alterada. Os limiares para este módulo de supressão de sombras são selecionados de forma a que o limite inferior se encarregue do efeito de escurecimento das sombras no fundo, enquanto o limite superior evita que as partes escuras do fundo sejam falsamente detectadas como sombras. Posteriormente, é utilizada uma validação de objectos para remover os pequenos objectos em movimento devido ao movimento no fundo. A informação conjunta das pistas de cor e de gradiente é utilizada para efetuar esta etapa de validação. Finalmente, é incluído um procedimento de supressão de fantasmas.

O problema duplo da deteção da saliência é equiparado à subtração do fundo por Mahadevan et al. [39] O critério para decidir se um ponto pertence ao fundo é que os pontos reais do fundo não são salientes através de uma comparação adequada da dinâmica do objeto e do fundo. O cálculo do centro-surround que mede
O contraste das caraterísticas locais é utilizado para definir a saliência a nível local. A saliência da localização é definida utilizando a formulação discriminante. O poder discriminante de um conjunto de caraterísticas em relação ao problema de classificação binária que opõe o centro à periferia é utilizado como saliência de uma localização. Estas caraterísticas são modeladas como texturas dinâmicas que são manchas espácio-temporais. Isto ajuda a tornar o esquema robusto para fundos altamente dinâmicos. Também tem em conta o movimento e a aparência. A principal vantagem do algoritmo de subtração de fundo resultante é o facto de ser totalmente não supervisionado, pelo que não requer qualquer fase de treino para aprender os parâmetros do fundo. Depende apenas da disparidade relativa de movimento entre o centro e as regiões vizinhas, o que também torna o esquema resistente ao movimento da câmara.

Srivastava et al. utilizaram o teste de gaussianidade e o modelo de sombreamento para propor um novo esquema de subtração de fundo que enfatizava as mudanças súbitas de iluminação [40]. Foi usada uma estrutura hierárquica, que utilizou bases de blocos e processamento baseado em pixels. As diferenças de intensidade e os rácios de intensidade da imagem atual e do modelo de fundo foram utilizados para a classificação ao nível dos blocos. A máscara de primeiro plano foi extraída por diferenciação adaptativa do plano de fundo ao nível do pixel nos blocos classificados como primeiro plano. Este método resiste a alterações súbitas da iluminação e ao movimento num fundo desordenado. Assume-se que a distribuição do ruído da câmara é espacialmente gaussiana. O teste gaussiano foi implementado utilizando as diferenças de intensidade entre o quadro atual e o modelo de fundo. Para conferir a qualidade de robustez, foi imposto um modelo de sombreamento ao teste gaussiano. Isto tornou o esquema resistente a alterações súbitas da iluminação. Os algoritmos convencionais de subtração do fundo utilizam a diferença de intensidade para decidir se um ponto pertence ou não ao primeiro plano. Neste método, os rácios de intensidade entre o quadro de entrada e o modelo de fundo já construído são utilizados para o teste de gaussianidade. Na inicialização do modelo de fundo, a diferença de quadros é utilizada para extrair um modelo de fundo. O método de atualização selectiva é utilizado para o desenvolvimento do modelo de fundo. O principal objetivo da utilização de um teste de gaussianidade é confirmar se as amostras se encontram ou não numa curva gaussiana. O ruído da câmara, que se presume ser espacialmente gaussiano, também se presume ser temporalmente não correlacionado.

Por conseguinte, é independente entre os fotogramas. Assim, após a diferenciação dos fotogramas, os objectos assim detectados pertencerão ao ruído gaussiano ou a objectos reais. Por outras palavras, os pixéis do fundo terão uma distribuição semelhante à Gaussiana, enquanto os pixéis do primeiro plano não terão uma distribuição Gaussiana. Esta informação ajuda a eliminar o ruído Gaussiano dos verdadeiros objectos em primeiro plano. Este modelo funciona bem em cenários normais, mas falha redondamente em cenários de mudanças súbitas de iluminação. Quando há uma alteração global da iluminação, o incremento nas intensidades não é uniforme em todos os pixéis. Assim, os rácios de intensidade não podem ser modelados como Gaussianos. Como resultado, a maioria dos pixels é falsamente classificada como objeto. Para atenuar este problema, é incorporado no algoritmo um modelo de sombreamento imposto ao teste de gaussianidade. No entanto, para que este esquema funcione, assume-se que, durante a mudança súbita de iluminação nos fotogramas, não há movimento do objeto.

Jain et al. utilizaram um modelo derivado com um modelo de mudança para desenvolver um novo método de subtração de fundo invariante à iluminação [41]. A diferenciação parcial da localização dos pixels de um modelo de superfície de nível de cinzento de segunda ordem é efectuada para determinar a ocorrência de uma alteração. Esta é a ideia fundamental subjacente ao modelo derivado. As alterações estruturais na cena são detectadas através da utilização de um modelo de sombreamento. O pré-requisito para a aplicação do modelo derivado é a presença de um modelo de superfície que não seja sensível às variações de iluminação. A eficiência do modelo de sombreamento depende diretamente dos coeficientes de sombreamento. Estes coeficientes dependem da superfície física do objeto. Não são vulneráveis às variações de iluminação. Assim, esta propriedade é explorada para tornar o algoritmo robusto às alterações de iluminação. A principal limitação desta abordagem é o facto de exigir conhecimentos prévios para o cálculo dos coeficientes de sombreamento. No entanto, neste algoritmo, os valores absolutos dos coeficientes de sombreamento não são obrigatórios, sendo apenas necessária a deteção de alterações nestes coeficientes. O rácio de intensidades é explorado para esta deteção de alterações. Este modelo também não é sensível ao ruído.

Shoushtarian et al. utilizaram um filtro de cor invariante e uma técnica de rastreio de movimento para a classificação ao nível do objeto [42]. A principal vantagem deste algoritmo é que é capaz de funcionar bem em cenas exteriores e interiores. Além disso, os cenários complexos que envolvem fantasmas e objectos que se tornam estacionários também são tratados adequadamente. A atualização do modelo de fundo é feita de forma selectiva, utilizando o cálculo da média temporal dos fotogramas. O cálculo da média temporal de cada canal de cor específico é efectuado desde que não ocorra a oclusão por um objeto em movimento. Estes pixéis de fundo candidatos são posteriormente utilizados para o desenvolvimento do modelo de fundo. Durante a oclusão por um objeto, a intensidade do pixel do fundo real deve permanecer inalterada. Assim, para o desenvolvimento do modelo de fundo, apenas são considerados os valores dos pixéis antes e depois da oclusão. Desta forma, é produzida uma estimativa correta do fundo, mesmo que haja movimento do objeto nos fotogramas de entrada. O valor mediano dos pixéis é utilizado para a atualização do fundo. Isto deve-se ao facto de ser mais resistente ao ruído e à variação da iluminação do que a média. A diferença entre a imagem atual e o modelo de fundo é calculada em termos de pixels para os três canais. Esta diferença é comparada com os limiares correspondentes. Se a condição não for satisfeita para um único canal, o pixel é classificado como primeiro plano. A análise de componentes ligados e a operação morfológica são aplicadas posteriormente para obter objectos reais ignorando o ruído de manchas. O espaço de cor rgb normalizado é utilizado para definir o filtro de cor que tem de ser aplicado posteriormente.

Para além do desafio da mudança súbita de iluminação, o problema das sombras tem sido bastante problemático no desenvolvimento de um esquema eficiente de modelação do fundo. Cucchiara et al. utilizaram o espaço de cor HSV para a supressão de sombras [43]. Neste caso, parte-se do princípio de que as sombras afectam mais a parte luminosa da imagem do que a informação sobre a cor. Existe uma semelhança de textura entre os pixéis de sombra e os pixéis de fundo correspondentes. O espaço de cor HSV é mais resistente à variação da iluminação do que o espaço de cor RGB padrão. Assume-se que os pixéis sombreados têm um brilho inferior mas uma cromaticidade semelhante. Para simplificar, a deteção e supressão de sombras é feita depois de os possíveis objectos em movimento terem sido extraídos pela técnica de diferenciação de fotogramas. Assume-se que os rácios de intensidade entre os pixéis de sombra e os pixéis de fundo correspondentes são quase constantes ou não diferem muito. Este rácio estaria limitado a uma gama de valores. A diferença entre os componentes de tonalidade entre o modelo de fundo e os pixéis sombreados seria limitada por um limiar. Um limiar semelhante seria também definido para os valores de saturação. Estas condições ajudam a definir a máscara de sombra. Os limiares adequados evitam que o ruído de fundo seja falsamente detectado como sombras, bem como as sombras fortes que ocorrem em cenários de luz forte. Os parâmetros reais do algoritmo são selecionados empiricamente. A função mediana temporal é utilizada para a atualização do modelo de fundo, de modo a poder adaptar-se às condições de iluminação variáveis.

Depois de analisar numerosos trabalhos baseados em métodos de subtração de fundo, é possível observar caraterísticas interessantes comuns a todos eles. A maioria dos algoritmos tem uma fase de modelação do fundo, seguida da fase de deteção de objectos e, finalmente, da filtragem de objectos irrelevantes, como sombras e ruído de fundo. A complexidade do algoritmo utilizado aumenta com a utilização do limiar global. Em geral, os algoritmos têm de enfrentar desafios como as distorções fotométricas, a oclusão e o movimento complexo dos objectos. Os esquemas que tentaram resolver estes problemas tinham uma complexidade computacional elevada. Nesta tese, propusemos um esquema que tem um custo de computação viável com bom desempenho.

Capítulo 3

Trabalho proposto

3.1   Antecedentes

O nosso algoritmo de deteção de objectos baseia-se em [11], onde é utilizado um método de subtração de fundo baseado em limiares locais para a deteção de objectos. Há duas contribuições feitas nesta tese: em primeiro lugar, os cenários de mudança súbita de iluminação foram tratados através da extração de primeiro plano utilizando a análise de fluxo ótico; em segundo lugar, foi incluído um módulo de supressão de sombras para tornar o algoritmo robusto a sombras que foram falsamente classificadas como objectos.

Os algoritmos convencionais de subtração de fundo não funcionam em cenários de distorções fotométricas graves. Partindo do princípio de que o objeto está em movimento durante a mudança súbita de iluminação e que tem o maior movimento na cena, a análise do fluxo ótico é utilizada para extrair o primeiro plano.

Os métodos típicos de subtração de fundo são afectados pelo problema das sombras. As sombras são geralmente mal classificadas como objectos, o que leva à distorção das caraterísticas do objeto, como a área, o centróide, a forma e outras caraterísticas. Nesta tese, o módulo de supressão de sombras é incorporado no algoritmo.

3.2   Modelo de deteção proposto

O modelo de deteção de objectos proposto utiliza algumas imagens iniciais para modelar o fundo. Os objectos em primeiro plano podem ser detectados em qualquer fotograma subsequente, comparando-o com o modelo desenvolvido. O modelo proposto é suficientemente capaz de filtrar as sombras associadas ao objeto que podem ser falsamente classificadas como primeiro plano. Os objectos detectados podem ser utilizados para realizar tarefas cognitivas superiores, como o seguimento ou a análise de objectos.

3.2.1 Modelação de fundo

Nesta fase, são utilizados alguns fotogramas iniciais para construir o modelo de fundo. Para cada pixel, é considerada uma janela que armazena os valores dos pixels num determinado número de fotogramas. A classificação dos pixels estacionários ou não estacionários é feita com base no respetivo desvio em relação à média dos valores dos pixels reunidos na janela. Posteriormente, todos estes pixéis estacionários são utilizados para o desenvolvimento do modelo de fundo. Por fim, é definido um intervalo de valores para cada pixel de fundo.

3.2.2 Subtração de fundo

O método utilizado para extrair objectos em primeiro plano baseia-se na subtração de fundo baseada na limiarização local. Cada pixel de fundo tem um intervalo de valores definido na fase de modelação. Entre esta gama de valores, os valores máximo e mínimo são selecionados para formar os limiares de cada pixel. Os limiares mínimo e máximo são definidos para cada pixel de fundo. Estes limites atenuam o problema das sombras e da sobre-exposição. O limiar mínimo evita que as sombras fracas sejam falsamente detectadas como objectos. O limite máximo suprime o brilho para que não seja classificado erradamente como objeto. Isto também tem em conta o movimento periódico dos componentes do fundo.

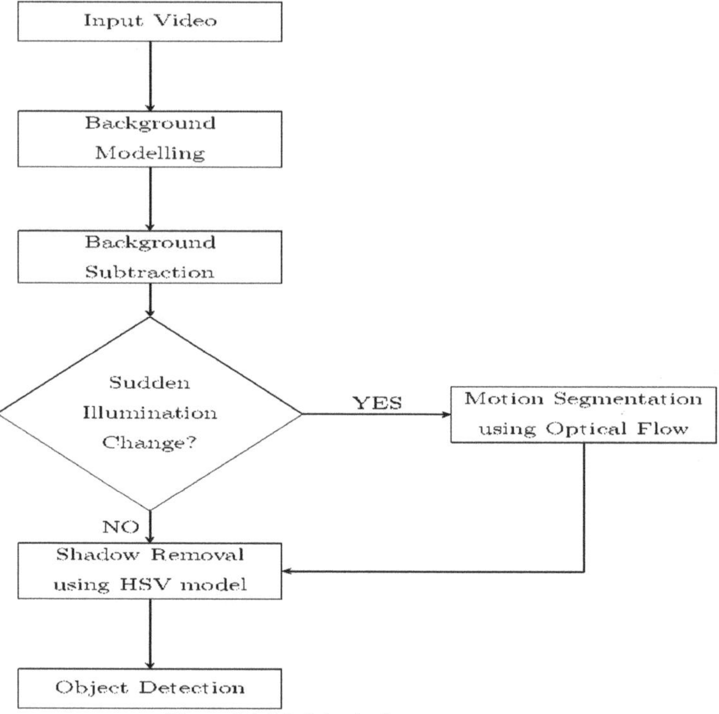

Figura 3.1: Modelo de deteção proposto

3.2.3 Segmentação de movimento usando fluxo ótico

O esquema anterior não tinha um desempenho eficiente durante as distorções fotométricas. Neste caso, é bastante difícil desenvolver um modelo de fundo preciso que possa extrair os objectos de forma eficiente. Na nossa tese, o fluxo ótico é utilizado para extrair as regiões móveis da cena durante esta mudança súbita de iluminação. Embora o fluxo ótico funcione quando a restrição de constância de brilho é satisfeita, a utilização deste método em tais circunstâncias dá melhores resultados do que a subtração de fundo baseada na limiarização local. O cálculo do fluxo ótico é bastante intensivo do ponto de vista computacional. O cálculo do fluxo ótico só é efectuado durante distorções fotométricas súbitas, em que a maioria dos pixels é falsamente detectada como primeiro plano.

3.2.4 Remoção de sombras utilizando o espaço de cor HSV

Embora o método de subtração de fundo baseado na limiarização local suprima as sombras fracas na cena de fundo, não o consegue fazer no caso de sombras fortes. Nesses cenários, o espaço de cor HSV é utilizado, uma vez que é mais resistente à variação da iluminação do que o espaço de cor RGB [43].

Os pormenores do algoritmo são descritos a seguir.

Algorithm 1: Development of Background model

1 Consider n initial frames as $\{F_1, F_2...F_n\}$, where $20 \leq n \leq 30$ **begin**
2   **for** $k \leftarrow 1$ *to* $n - (W - 1)$ **do**
3   **for** $i \leftarrow 1$ *to height of frame* **do**
4   **for** $j \leftarrow 1$ *to width of frame* **do**
5                 $\vec{V} \leftarrow [f_k(i, j), f_{k+1}(i, j)...f_{k+(W-1)}(i, j)]$
6                 $\sigma \leftarrow$ standard deviation of $\vec{V}$
                  $D(p) \leftarrow |V(k + (\lfloor W \div 2 \rfloor)) - V(p)|,$
7   for each value of p = k + l,
8   where l=0,....(W-1) and $l \neq \lfloor W \div 2 \rfloor$
9                 $S \leftarrow$ sum of lowest $\lfloor W \div 2 \rfloor$ values in $\vec{D}$
10   **if** $S \leq \lfloor W \div 2 \rfloor \cdot \sigma$ **then**
11   Label $f_{k+\lfloor W \div 2 \rfloor}$(i,j) as stationary
12   **else**
13   Label $f_{k+\lfloor W \div 2 \rfloor}$(i,j) as non-stationary
14   **for** $i \leftarrow 1$ *to height of frame* **do**
15   **for** $j \leftarrow 1$ *to width of frame* **do**
16   M(i,j)= $\min[f_s(i, j)]$ and,
17   N(i,j)= $\max[f_s(i, j)]$,
18   where s = $\lfloor W \div 2 \rfloor$..,n-$(\lfloor W \div 2 \rfloor)$ and $f_s(i, j)$ is stationary
19 **end**

Algorithm 2: Backgrund subtraction of a single frame

1 **begin**
2   **for** $i \leftarrow 1$ *to height of frame* **do**
3   **for** $j \leftarrow 1$ *to width of frame* **do**
4   Threshold $T(i, j) = [M(i, j) + N(i, j)] \div C$
              $T_L(i, j) = M(i, j) - T(i, j)$
5             $T_U(i, j) = M(i, j) + T(i, j)$
6   **if** $T_L(i, j) \leq f(i, j) \leq T_U(i, j)$ **then**
7                 $S_f(i, j) = 0$ //Background pixel
8   **else**
9                  $S_f(i, j) = 1$ //Foreground pixel
10 **end**

Algorithm 3: Detection of sudden illumination change and subsequent object detection using optical flow analysis

1 **begin**
2   **for** $i \leftarrow 1$ *to height of frame* **do**
3   **for** $j \leftarrow 1$ *to width of frame* **do**
4   **if** $S_f(i,j) = 1$ **then**
5   //If object pixel
6         $count = count - 1$ //Counting the total object pixels
7   Object Detection Percentage $O_{dp} = count \div [(height) \times (frame)]$
8   **if** $O_{dp} \geq T_{dp}$ **then**
9   // if most of the pixels are detected as object
10     $S_f = OpticalFlowThreshold(S_f, S_{f-1})$
11 **end**

Algorithm 4: Shadow suppression module

1 **begin**
2   **for** $i \leftarrow 1$ *to height of frame* **do**
3   **for** $j \leftarrow 1$ *to width of frame* **do**
4   **if** $S_f(i,j) = 1$ **then**
5   //If object pixel
6         $ratio = S_f^V(i,j) \div B_f^V(i,j)$
7         $diffS = S_f^S(i,j) - B_f^S(i,j)$
8         $diffH = |S_f^H(i,j) \div B_f^H(i,j)|$
9   **if** $(o \leq ratio \leq \beta) \wedge (diffS \leq T_S) \wedge (diffH \leq T_H)$ **then**
10   // shadow successfully detected
11     $S_f(i,j) = 0$ //Merging shadow pixel with background
12 **end**

Inicialmente, para o desenvolvimento do modelo de fundo, é necessário encontrar os pixéis estacionários em alguns fotogramas iniciais. Para cada pixel, considera-se uma janela de fotogramas (W). A distribuição dos pixéis é armazenada num vetor V. Se metade dos pixéis nesse vetor se desviar da sua média dentro de um limiar definido por metade do tamanho da janela vezes o desvio padrão, então o pixel central é classificado como estacionário.De forma semelhante, todos os píxeis estacionários são acumulados. Posteriormente, para cada píxel estacionário, a sua gama de intensidade máxima e mínima é avaliada. Estes valores são utilizados para definir limiares locais para cada píxel. 45

O limiar de exposição elimina as condições de sobre-exposição.

Geralmente, durante uma mudança brusca de iluminação, este modelo não consegue detetar os objectos com precisão, pois a maior parte dos pixels são falsamente detectados como primeiro plano. Esta condição é detectada avaliando a percentagem de primeiro plano extraída em relação a um limiar T_{dp} que se reflecte no Algoritmo 3. Após a deteção, a análise do fluxo ótico é utilizada para limiarizar os fotogramas e extrair as regiões em movimento entre eles.

A supressão de sombras é feita utilizando o facto de o espaço de cor HSV ser mais resistente a distorções fotométricas do que o modelo RGB padrão. Os pixéis de sombra têm um brilho mais baixo mas uma cromaticidade semelhante à dos pixéis de fundo [43]. $sf(i,j)$ representa o componente de valor do pixel HSV na posição (x,y) do fotograma f da sequência de vídeo S. Do mesmo modo, são representados os componentes de matiz e saturação do fotograma de entrada e do fotograma de fundo. Os limiares como a, fi, T_s, T_H são calculados empiricamente.

3.3 Resultados

Dois vídeos desafiantes são utilizados como entradas para este algoritmo, nomeadamente :-

- Sequência de trânsito Este vídeo foi capturado com uma câmara estática numa cena de trânsito. Os vídeos capturaram o movimento dos carros ao longo de uma estrada em linha reta. As sombras também estão presentes na sequência, mas não são tão proeminentes. A principal propriedade deste vídeo é a presença de uma mudança súbita de iluminação. Durante cenários normais, o método de subtração de fundo baseado no limiar local deu resultados adequados.

- VipTraffic Este vídeo também foi capturado com uma câmara estática. A principal propriedade do vídeo é a presença de sombras fortes que podem ser facilmente classificadas como objectos. O nosso algoritmo é capaz de suprimir as sombras de forma eficiente. No entanto, alguns pixels dos objectos também são classificados erradamente como pixels de sombra.

- Interruptor de luz Este vídeo desafiante tem cenas que apresentam uma distorção fotométrica grave [44]. A iluminação da cena muda drasticamente de claro para escuro num espaço de dois fotogramas. No final da sequência, a iluminação muda de escuro para claro. A transição súbita na luz da sala é implementada utilizando um interruptor de luz. Há uma cintilação constante no ecrã do monitor. Isto é acompanhado por uma aparência intermitente do utilizador que opera o interruptor.

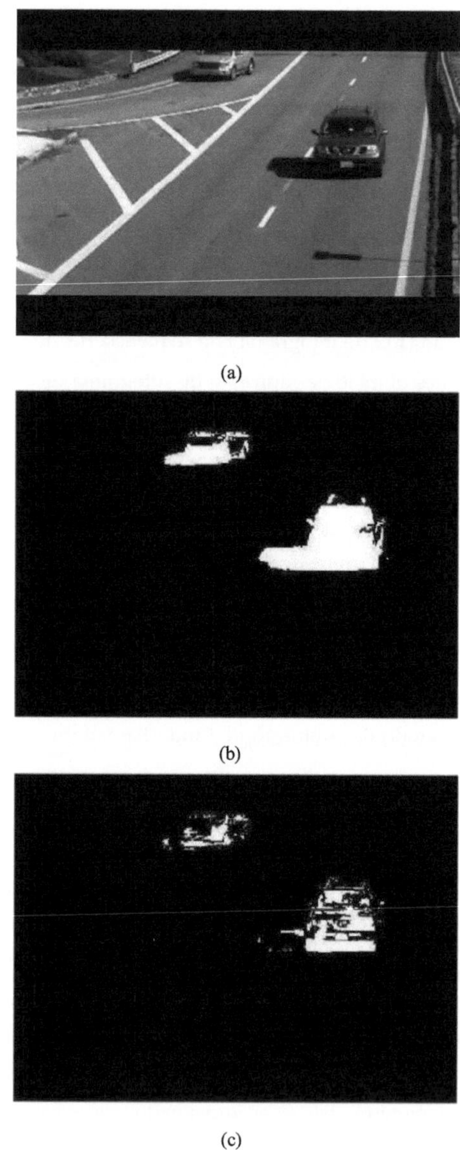

(a)

(b)

(c)

Figura 3.2: Supressão de sombras da imagem *VipTraffic*. (a) Imagem verdadeira, (b) Imagem com limiar (c) Sombra suprimida

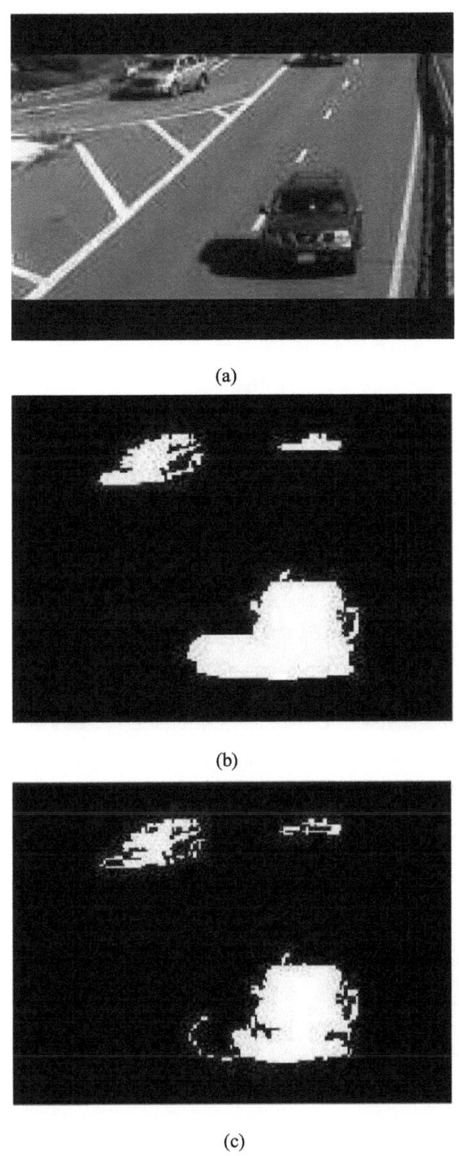

(a)

(b)

(c)

Figura 3.3: Supressão de sombras da imagem *VipTraffic*. (a) Imagem verdadeira, (b) Imagem com limiar (c) Sombra suprimida

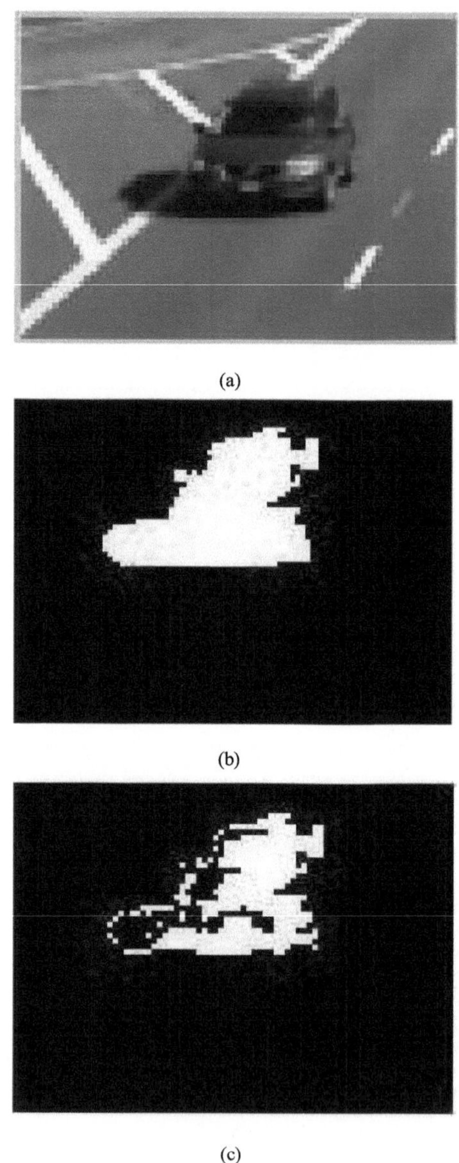

Figura 3.4: Supressão de sombras da imagem *VipTraffic*. (a) Imagem verdadeira, (b) Imagem com limiar (c) Sombra suprimida

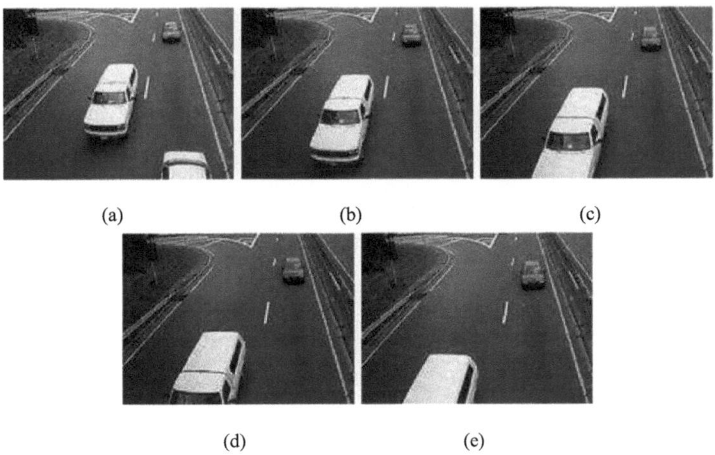

Figura 3.5: Fotogramas de entrada da sequência *Traffic* que contém uma alteração súbita da iluminação

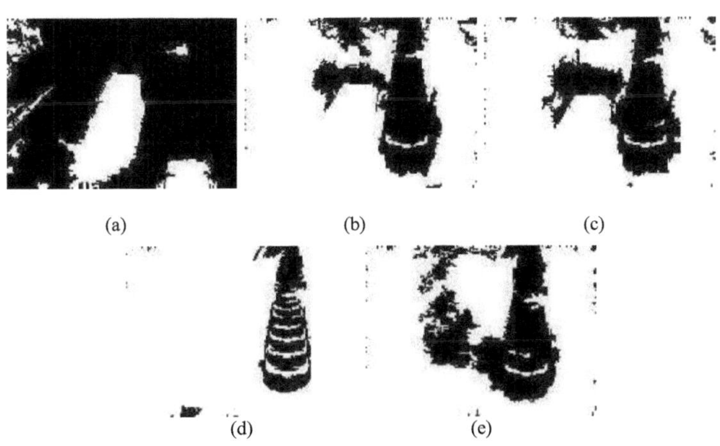

Figura 3.6: Incapacidade do modelo existente para extrair objectos com precisão

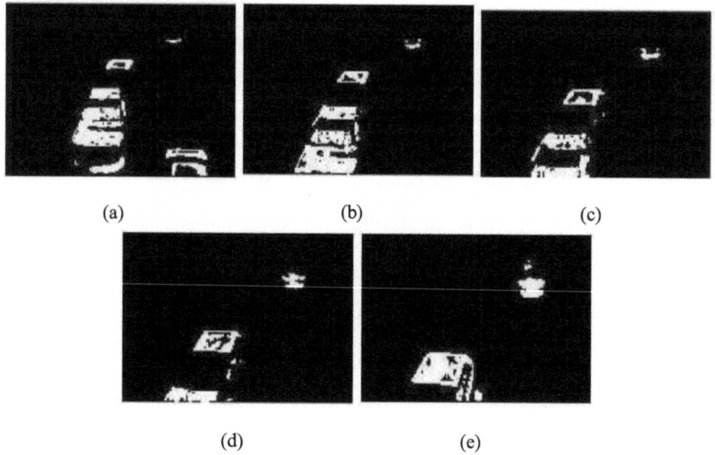

Figura 3.7: Extração de objectos utilizando a limiarização do fluxo ótico

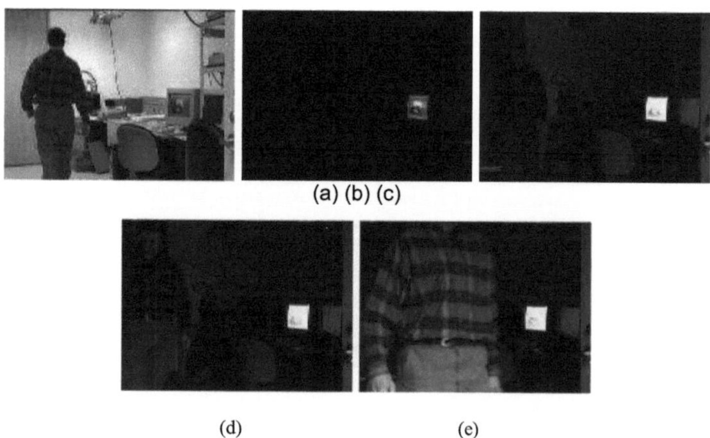

Figura 3.8: Fotogramas rgb originais da sequência do interrutor de luz

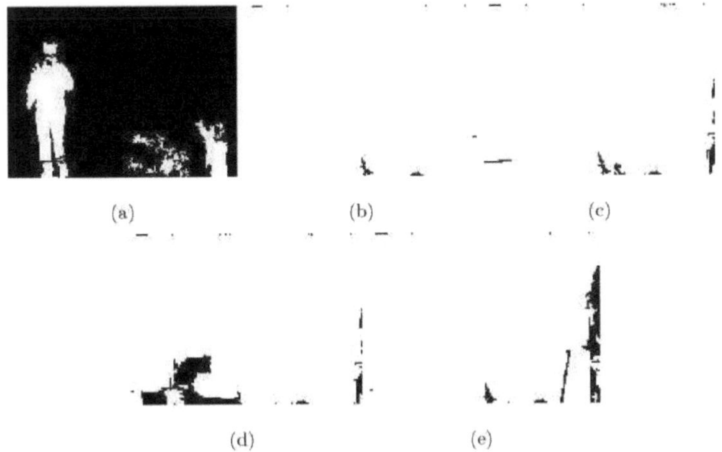

Figura 3.9: Incapacidade do modelo existente para detetar objectos

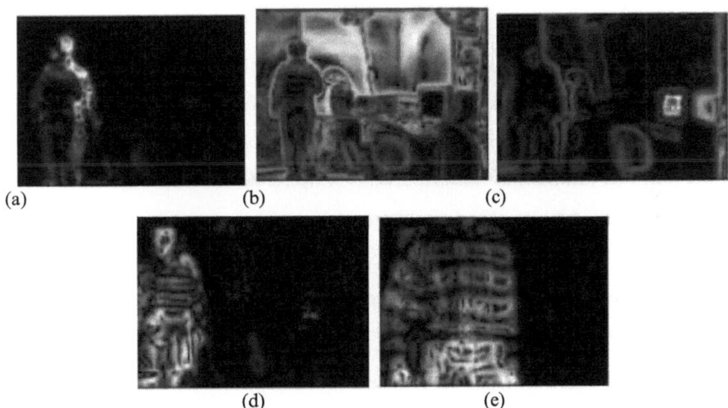

Figura 3.10: Resultado da análise do fluxo ótico

Conclusões e âmbito futuro

Na atual geração de tecnologias em rápido desenvolvimento, o multimédia penetrou profundamente em todos os domínios da vida. A rotina diária de cada um tem múltiplos encontros com serviços multimédia. Uma das principais razões para o súbito aumento dos componentes multimédia é a diminuição do custo de aparelhos tecnológicos como câmaras e computadores. As câmaras evoluíram rapidamente ao longo do século. O custo dos sensores de imagem diminuiu drasticamente, dando origem a uma abundância de dispositivos de imagem. Isto resultou numa enorme acumulação de dados sob a forma de imagens e clips de vídeo. A extração de informações relevantes deste conteúdo multimédia era extremamente importante. Esta necessidade levou ao desenvolvimento de algoritmos de deteção de objectos. Os métodos de deteção de objectos desempenham um papel vital no domínio da vigilância. A deteção e o seguimento precisos de objectos conduziram a tarefas cognitivas mais elevadas, como a classificação de eventos. O seguimento de objectos inclui dois processos estreitamente relacionados: a deteção de objectos seguida do seguimento dos objectos detectados. O seguimento de objectos consiste basicamente em estimar a posição do objeto utilizando informações anteriores sobre o seu movimento. Os algoritmos de seguimento de objectos ganharam bastante popularidade devido às câmaras baratas mas de alta qualidade e à necessidade crescente de análise automática de vídeo. O sistema de vigilância é o método sistemático de monitorização de comportamentos, acções ou outras informações variáveis. Idealmente, o sistema de deteção de objectos deve ter um fundo estático e uniforme a partir do qual o objeto pode ser extraído utilizando uma operação simples de subtração do fundo. A deteção, o seguimento e o reconhecimento de objectos são três etapas fundamentais em qualquer sistema de vigilância. A análise de vídeo inclui a deteção de objectos relevantes em movimento, o seguimento do objeto correspondente de fotograma para fotograma e o estudo da imagem do histórico de movimento para estudar o seu comportamento.

Nesta tese, foi proposto um novo esquema para a deteção de objectos em cenas de fundo complexo. Os vídeos de entrada utilizados têm fundos fixos e câmaras estáticas. Inicialmente, a mediana de alguns fotogramas é avaliada para obter uma estimativa adequada do fundo. A subtração do fundo com base em limiares locais é feita para extrair objectos da sequência de vídeo. Durante mudanças súbitas de iluminação, a análise do fluxo ótico é utilizada para a segmentação do movimento. O modelo de espaço de cor Hue Saturation Value (HSV) é utilizado para a supressão de sombras.

44

Âmbito para investigação futura

A eficiência do algoritmo proposto pode ser aumentada através da utilização de caraterísticas mais robustas, tais como rácios de intensidade condicionados a um modelo de sombreamento, que darão melhores resultados em comparação com os vectores de movimento do fluxo ótico. Além disso, em cenários de distorções fotométricas graves, o nosso esquema é incapaz de detetar objectos de forma eficaz. Este método pode ser modificado para utilizar valores adaptativos. Os modelos de espaço de cor invariantes à iluminação podem ser utilizados para obter um melhor desempenho.

Bibliografia

[1] Rafael C Gonzalez, Richard Eugene Woods e Steven L Eddins. *Digital image processing using MATLAB*. Pearson Education India, 2004.

[2] Alper Yilmaz, Omar Javed e Mubarak Shah. Seguimento de objectos: A survey. *Acm computing surveys (CSUR)*, 38(4):13, 2006.

[3] Hans P Moravec. Mapeamento visual por um robô rover. In *Proceedings of the 6th international joint conference on Artificial intelligence-Volume 1*, páginas 598-600. Morgan Kaufmann Publishers Inc., 1979.

[4] Chris Harris e Mike Stephens. Um detetor combinado de cantos e bordas. Na *conferência de visão Alvey*, volume 15, página 50. Manchester, Reino Unido, 1988.

[5] Jianbo Shi e Carlo Tomasi. Caraterísticas boas para seguir. Em *Computer Vision and Pattern Recognition, 199f. Proceedings CVPR'Of.*, 1994 IEEE Computer Society Conference on, páginas 593-600. IEEE, 1994.

[6] David G Lowe. Distinctive image features from scale-invariant keypoints. *Revista internacional de visão computacional*, 60(2):91-110, 2004.

[7] Dorin Comaniciu e Peter Meer. Deslocamento médio: Uma abordagem robusta para a análise do espaço de caraterísticas. *Pattern Analysis and Machine Intelligence, IEEE Transactions on*, 24(5):603-619, 2002.

[8] Yoav Freund, Robert E Schapire, et al. Experiências com um novo algoritmo de boosting. No *ICML*, volume 96, páginas 148-156, 1996.

[9] Berthold K Horn e Brian G Schunck. Determinação do fluxo ótico. Em *1981 Technical Symposium East*, páginas 319-331. Sociedade Internacional de Ótica e Fotónica, 1981.

[10] Bruce D Lucas, Takeo Kanade, et al. Uma técnica iterativa de registo de imagens com aplicação à visão estéreo. Em *IJCAI*, volume 81, páginas 674-679, 1981.

[11] Kalyan Kumar Hati, Pankaj Kumar Sa e Banshidhar Majhi. Subtração de fundo baseada na gama de intensidade para uma deteção eficaz de objectos. *Signal Processing Letters, IEEE*, 20(8):759-762, 2013.

[12] Dieter Koller, Joseph Weber e Jitendra Malik. *Robust multiple car tracking with occlusion reasoning*. Springer, 1994.

[13] Kentaro Toyama, John Krumm, Barry Brumitt e Brian Meyers. Wallflower: Princípios e prática de manutenção de fundo. Em *Computer Vision, 1999. The Proceedings of the Seventh IEEE International Conference on*, volume 1, páginas 255-261. IEEE, 1999.

[14] Christopher Richard Wren, Ali Azarbayejani, Trevor Darrell e Alex Paul Pentland. Pfinder: Seguimento em tempo real do corpo humano. *Pattern Analysis and Machine Intelligence, IEEE Transactions on*, 19(7):780-785, 1997.

[15] Dieter Koller, J Weber, T Huang, J Malik, G Ogasawara, B Rao e S Russell. Towards robust automatic traffic scene analysis in real-time. Em *Pattern Recognition, 199f. Vol. 1-Conferência A: Computer Vision & Image Processing, Actas da 12ª Conferência Internacional da IAPR*, volume 1, páginas 126-131. IEEE, 1994.

[16] BPL Lo e SA Velastin. Sistema automático de deteção de congestionamento em plataformas subterrâneas. Em *Intelligent Multimedia, Video and Speech Processing, 2001. Actas do Simpósio Internacional de 2001*, páginas 158-161. IEEE, 2001.

[17] Rita Cucchiara, Costantino Grana, Massimo Piccardi e Andrea Prati. Deteção de objectos em movimento, fantasmas e sombras em fluxos de vídeo. *Pattern Analysis and Machine Intelligence, IEEE Transactions on*, 25(10):1337-1342, 2003.

[18] Chris Stauffer e W Eric L Grimson. Modelos adaptativos de mistura de fundo para rastreamento em tempo real. Em *Computer Vision and Pattern Recognition, 1999. Conferência da Sociedade de Computadores do IEEE*, volume 2. IEEE, 1999.

[19] Ahmed Elgammal, David Harwood e Larry Davis. Modelo não-paramétrico para subtração de fundo. Em *Computer VisionECCV 2000*, páginas 751-767. Springer, 2000.

[20] Massimo Piccardi. Técnicas de subtração de fundo: uma revisão. Em *Systems, man and cybernetics, 2004 IEEE international conference on*, volume 4, páginas 3099-3104. IEEE, 2 004.

[21] Makito Seki, Toshikazu Wada, Hideto Fujiwara e Kazuhiko Sumi. Subtração de fundo baseada na coocorrência de variações de imagem. Em *Computer Vision and Pattern Recognition, 2003. Proceedings. Conferência da Sociedade de Computadores IEEE de 2003*, volume 2, páginas II-65. IEEE, 2003.

[22] P Wayne Power e Johann A Schoonees. Compreensão de modelos de mistura de fundo para segmentação de primeiro plano. Em *Proceedings image and vision computing New Zealand*, volume 2002, páginas 10-11, 2002.

[23] Nuria M Oliver, Barbara Rosario e Alex P Pentland. Um sistema de visão computacional bayesiano para modelar interações humanas. *Pattern Analysis and Machine Intelligence, IEEE Transactions on*, 22(8):831-843, 2000.

[24] Du-Ming Tsai e Shia-Chih Lai. Subtração de fundo baseada na análise de componentes independentes para vigilância de interiores. *Image Processing, IEEE Transactions on*, 18(1):158-167, 2009.

[25] Horng-Horng Lin, Tyng-Luh Liu e Jen-Hui Chuang. Aprendendo um modelo de fundo de cena via classificação. *Signal Processing, IEEE Transactions on*, 57(5):1641-1654, 2009.

[26] Lucia Maddalena e Alfredo Petrosino. Uma abordagem auto-organizada à subtração de fundo para aplicações de vigilância visual. *Image Processing, IEEE Transactions on*, 17(7):1168-1177, 2008.

[27] Ismail Haritaoglu, David Harwood e Larry S. Davis. W 4: Vigilância em tempo real de pessoas e das suas actividades. *Pattern Analysis and Machine Intelligence, IEEE Transactions on*, 22(8):809-830, 2000.

[28] Daniel Gutchess, M Trajkovics, Eric Cohen-Solal, Damian Lyons e Anil K Jain. Um algoritmo de inicialização de

modelo de fundo para vigilância por vídeo. Em *Computer Vision, 2001. ICCV 2001. Actas. Oitava Conferência Internacional do IEEE,* volume 1, páginas 733-740. IEEE, 2001.

[29] J Cezar Silveira Jacques, Claudio Rosito Jung, e S Raupp Musse. Subtração de fundo e deteção de sombras em seqüências de vídeo em tons de cinza. Em *Computação Gráfica e Processamento de Imagens, 2005. SIBGRAPI 2005. 18º Simpósio Brasileiro de,* páginas 189-196. IEEE,
2 005.

[30] Claudio Rosito Jung. Eficiente subtração de fundo e remoção de sombras para sequências de vídeo monocromáticas. *IEEE Transactions on Multimedia,* 11(3):571-577, 2009.

[31] Olivier Barnich e Marc Van Droogenbroeck. Vibe: Um algoritmo universal de subtração de fundo para sequências de vídeo. *Image Processing, IEEE Transactions on,* 20(6):1709-1724, 2011.

[32] Wonjun Kim e Changick Kim. Subtração de fundo para cenas de textura dinâmica utilizando histogramas de cor difusos. *Signal Processing Letters, IEEE,* 19(3):127-130, 2012.

[33] Vikas Reddy, Conrad Sanderson e Brian C Lovell. Deteção de primeiro plano melhorada através de cascata de classificadores baseados em blocos com integração de decisões probabilísticas. 2013.

[34] Julien Pilet, Christoph Strecha e Pascal Fua. Tornar a subtração de fundo robusta a alterações súbitas de iluminação. Em *Computer Vision-ECCV 2008,* páginas 567-580. Springer, 2008.

[35] JinMin Choi, Hyung Jin Chang, Yung Jun Yoo e Jin Young Choi. Deteção robusta de objectos em movimento contra mudanças rápidas de iluminação. *Computer Vision and Image Understanding,* 116(2):179-193, 2012.

[36] Kyungnam Kim, Thanarat H Chalidabhongse, David Harwood e Larry Davis. Real-time foreground-background segmentation using codebook model. *Real-time imaging,* 11(3):172-185, 2005.

[37] Luc Vosters, Caifeng Shan e Tommaso Gritti. Subtração de fundo robusta em tempo real em condições de iluminação que mudam rapidamente. *Image and Vision Computing,* 30(12):1004-1015, 2012.

[38] Simone Calderara, Rudy Melli, Andrea Prati e Rita Cucchiara. Supressão fiável de fundo para cenas complexas. Em *Proceedings of the fth ACM international workshop on Video surveillance and sensor networks,* páginas 211-214. ACM, 2006.

[39] Vijay Mahadevan e Nuno Vasconcelos. Subtração de fundo em cenas altamente dinâmicas. Em *Visão Computacional e Reconhecimento de Padrões, 2008. CVPR 2008. Conferência do IEEE,* páginas 1-6. IEEE, 2008.

[40] Ka Ki Ng, Satyam Srivastava e Edward J Delp. Segmentação de primeiro plano com mudanças repentinas de iluminação usando um modelo de sombreamento e um teste de gaussianidade. Em *Image and Signal Processing and Analysis (ISPA), 2011 7th International Symposium on,* páginas 236-240. IEEE, 2011.

[41] Kurt Skifstad e Ramesh Jain. Deteção de alterações independente da iluminação para sequências de imagens do mundo real. *Computer Vision, Graphics, and Image Processing,* 46(3):387-399, 1989.

[42] Bijan Shoushtarian e Helmut E Bez. Uma abordagem prática e adaptativa para a subtração dinâmica do fundo utilizando um modelo de cor invariante e o seguimento de objectos. *Pattern Recognition Letters,* 26(1):5-26, 2005.

[43] Rita Cucchiara, Costantino Grana, Massimo Piccardi, Andrea Prati e Stefano Sirotti. Melhoria da supressão de sombras na deteção de objectos em movimento com informação de cor hsv. Em *Intelligent Transportation Systems, 2001. Actas. 2001 IEEE,* páginas 334-339. IEEE, 2001.

[44] Flor de parede. Imagens de teste para papel de flor de parede. http://research.microsoft.com/en-us/ um/people/j ckrumm/WallFlower/TestImages.htm.

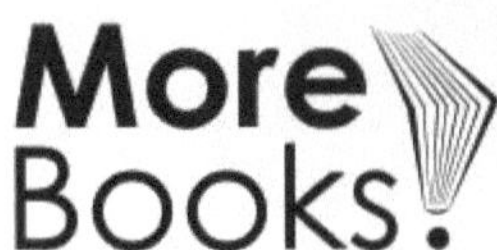

More
Books!

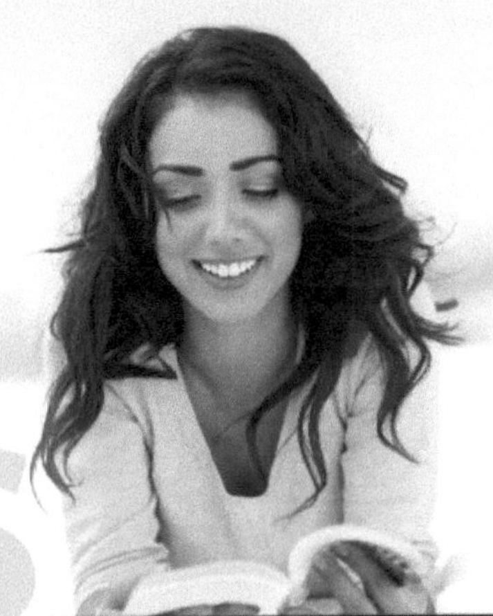

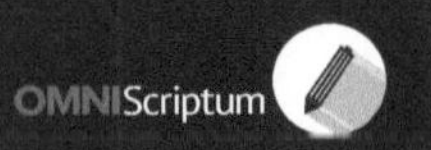

info@omniscriptum.com
www.omniscriptum.com
OMNIScriptum

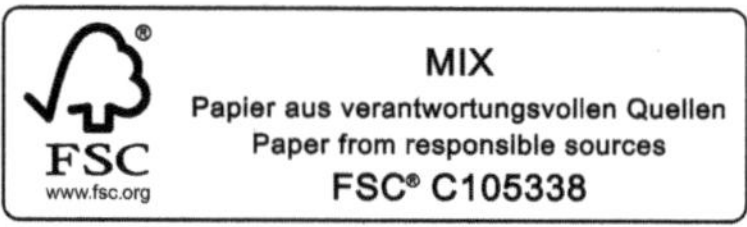

Printed by Books on Demand GmbH, Norderstedt / Germany